NOTICE

SUR LE

CHOLÉRA-MORBUS.

NOTICE

SUR LE

CHOLÉRA-MORBUS,

OBSERVÉ A AVIGNON,

Pendant les mois de juillet, août et septembre, 1835,

PAR FRANÇOIS GÉRARD,

MÉDECIN, EX-PREMIER CHIRURGIEN INTERNE DE L'HÔPITAL
CIVIL ET MILITAIRE D'AVIGNON.

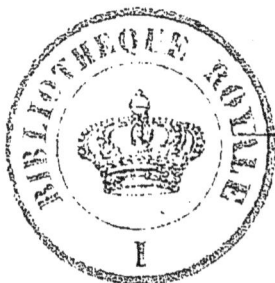

Avignon,

IMPRIMERIE DE RASTOUL,

1835.

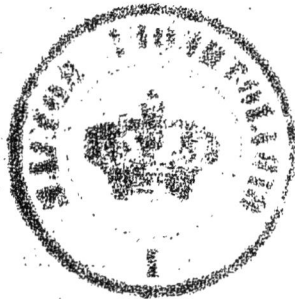

NOTICE

SUR LE

CHOLÉRA-MORBUS,

OBSERVÉ A AVIGNON,

Pendant les mois de juillet, août et septembre, 1835.

Dès que le choléra-morbus eut éclaté dans les principa-
les villes de la Provence, telles que Toulon, Marseille et
Aix, nous vîmes bientôt notre population s'accroître pro-
digieusement par les nombreuses familles qui fuyaient de-
vant le fléau.

L'épidémie se rapprochant tous les jours de notre cité, nous pensâmes alors qu'elle ne tarderait pas à se manifester chez nous, malgré notre belle position topographique et les précautions sanitaires prises par nos administrations locales. Nos prédictions ne furent malheureusement que trop tôt accomplies, ce fut le 14 Juillet que le choléra se déclara pour la première fois, sur une dame arrivant de Toulon la veille de son atteinte; le second cas fut un militaire qu'on transporta à l'hôpital le 19, et dès-lors la maladie s'établit dans cet hospice d'une manière irrévocable; de jour en jour les attaques se multiplièrent et sévirent notamment sur les vieillards, les malades affectés de diarrhée chronique, et les militaires passans.

La maladie paraissait borner ses ravages à l'hôpital, jusqu'à la fin de Juillet il n'y eut dans la ville que quelques cas isolés, ce ne fut que le premier Août qu'elle prit de l'intensité, et se répandit tout-à-coup avec fureur dans les quartiers les plus populeux et les moins propres.

À l'apparition de ce terrible fléau, nous cherchâmes comme tous les autres praticiens un traitement; celui qui nous parut le plus convenable nous ayant donné d'heureux résultats, nous avons jugé nécessaire de le faire connaître.

Les auteurs ne sont pas d'accord sur la vraie nature du choléra-morbus, les uns veulent que ce soit une gastro-entérite, d'autres une fièvre intermittente pernicieuse, d'autres une lésion des ganglions semi-lunaires, d'autres une trisplanchnie, etc. etc. quant à nous nous regardons le choléra-morbus comme une espèce de typhus qui affecte tout l'organisme, et dont le siége principal est dans tout le système nerveux qui est profondément lésé.

I. CAUSES.

———◦◦———

Malgré les recherches les plus laborieuses qui ont été faites jusqu'à ce jour par les hommes les plus remarquables de l'art, la véritable cause du choléra-morbus est encore couverte d'un voile, et l'expérience seule pourra l'éclaircir. Sa cause essentielle nous étant entièrement inconnue, nous ne parlerons que des causes prédisposantes ou déterminantes, qui ont agi sur les personnes soumises à notre observation.

Les causes prédisposantes qui semblent avoir agi sur nos cholériques, sont : Des maladies des voies digestives depuis long-temps établies et caractérisées par des indigestions franches, des digestions laborieuses, et de la diarrhée, l'habitation des lieux bas, humides, mal aérés et occupés par plusieurs personnes réunies dans le même appartement, l'action de l'air froid, humide, principalement la nuit, les transitions soudaines du chaud au froid, et réciproquement; l'abus des boissons échauffantes ; telles que le rhum , l'eau-de-vie, le punch, le vin chaud, le café, le thé, le tilleul, etc. les excès de table, l'usage d'alimens indigestes, acres, pesans, des fruits dont la maturité est imparfaite ou de mauvaise qualité, les vomitifs et les purgatifs donnés intempestivement, les intempérances de toutes espèces, la mauvaise nourriture, la malpropreté, la fatigue, les veilles, les passions de l'ame, telles que la colère, le chagrin, la frayeur, etc.

Nous avons fréquemment remarqué que la terreur donnait lieu au développement du choléra, tout comme nous l'avons vu se manifester chez des individus qui ne croyaient point à son existence, et qui la veille de leur atteinte en avaient fait une espèce de plaisanterie.

La plupart de nos confrères croyaient à la contagion directe ou indirecte, nous avouons que nous n'avons rien observé qui put nous mettre de leur avis, et si l'on a vu quelquefois la maladie sévir chez plusieurs personnes de la même maison, nous ne devons l'attribuer qu'à l'effroi causé par l'aspect hideux du malade. Ne sait-on pas d'ailleurs que des hommes courageux ont respiré l'haleine des choléri-ques, couchés à côté d'eux, goûté leurs matières vomies, et se sont même inoculé de leur sang, sans qu'ils aient contracté la maladie. MM. Dubled, Boudard, Foy, Pinel et Guyon, se sont aussi inoculé du sang de cholériques, et n'ont éprouvé aucun accident. (1)

(1) Rapport de la Commission envoyée en Pologne pour étudier le choléra, pag. 64.

II. DIAGNOSTIC.

Pour nous conformer à l'usage établi par la plupart des auteurs, nous diviserons le diagnostic de cette maladie en trois périodes, savoir : 1° Prodromes, ou période de réaction primitive, 2° période algide, ou de collapsus, 3° période de réaction consécutive.

Cette distinction est essentielle pour le traitement du choléra, mais elle n'est pas toujours tranchée par des périodes aussi régulières, parce que souvent il arrive qu'une de ces périodes manque tout-à-fait, tantôt c'est la première et tantôt la dernière ; dans le premier cas le choléra se déclare subitement sans préliminaires, et dans le second le malade succombe avant l'apparition de la réaction.

A. Première Période.

Prodromes ou période de réaction primitive.

Les prodromes du choléra sont annoncées le plus souvent par une diarrhée légère et sans douleur, quelquefois avec chaleur vers l'épigastre, par suite les selles deviennent plus fréquentes, elles sont aqueuses, ressemblent à l'eau de savon ou à la décoction de riz. En même temps on entend des borborygmes dans l'abdomen, ces flatuosités sont suivies de nausées, de vertiges, de céphalalgie, de brisement général et même de vomissements, d'abord de matières alimentaires, puis bilieuses, devenant albumineuses à mesure que la maladie empire.

Des frissons accompagnés d'une sueur froide se manifestent, le pouls devient fréquent, faible et concentré, des palpitations de cœur et un serrement vers le creux de l'estomac occasionnent des angoisses.

La durée de cette période varie depuis quelques heures jusqu'à quelques jours. Dans ce dernier cas les malades ne discontinuent pas leurs occupations habituelles, ils ont outre la diarrhée des tintemens d'oreille, des insomnies, du dégoût, et un malaise général.

B. Deuxième Période.

Période algide ou période de collapsus.

Les accidens que nous venons d'énumérer sont suivis bientôt des phénomènes caractéristiques tels que : le refroidissement des extrémités, de violentes coliques avec sentiment d'ardeur à l'épigastre et dans tout le ventre, des crampes extrêmement douloureuses ayant leur siége, tantôt aux extrémités inférieures, tantôt aux supérieures et parfois

à tous les muscles du corps, les orteils et les doigts se re-
tractent et se rident, la face se grippe, le nez s'effile et se
refroidit, les yeux sont fixes et s'enfoncent dans leurs orbites, la voix s'altère et devient sépulcrale, la langue est pâle
et froide, la soif excessive, inextinguible, il y a sécheresse
dans tout le gosier et désir de boire froid, les urines sont
supprimées, la prostration est extrême, la respiration devient de plus en plus pénible et elle est suivie d'une grande
anxiété, le pouls qui était faible et déprimé disparait in-
sensiblement, ainsi que les battements du cœur, le froid
de la peau augmente, les lèvres, le pourtour des orbites,
le bout du nez, des oreilles, des orteils et des doigts sont
bleus, la cyanose devient générale. La stupeur, les dé-
faillances et les sueurs froides annoncent l'approche d'une
malheureuse catastrophe.

Les évacuations par le haut et par le bas persistent et
sont plus abondantes, ces dernières deviennent quelquefois
sanguinolentes. Les crampes sont parfois si violentes que
les malades poussent des cris de désespoir, ils s'agitent
dans tous les sens, se raidissent, la bouche reste béante,
les yeux fermés, il survient du hoquet et après une courte
agonie la mort vient terminer cette horrible souffrance.

Les malades conservent ordinairement leurs facultés in-
tellectuelles jusqu'à leur dernier moment, sauf le cas de
congestion cérébrale qui détermine des soubresauts dans
les tendons, des convulsions et du délire.

Nous avons vu fréquemment les coliques être remplacées
par du gargouillement dans les intestins, la cyanose n'être
le plus souvent que partielle, excepté chez les sujets très-
robustes qui résistaient plus long-temps après la cessation
du pouls.

Quelques malades n'ont ressenti au lieu de crampes que
des fourmillemens dans les pieds ou les mollets, d'autres
n'ont pas eu de vomissemens, etc. ce sont d'ailleurs des
irrégularités de peu d'importance, car les malades ne sont

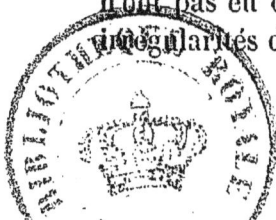

pas moins entrainés dans la tombe avant même la manifes-
tation de la réaction consécutive.

Cette période peut durer depuis deux heures jusqu'à vingt-
quatre heures, on la voit rarement se prolonger davantage,
le terme moyen que nous avons reconnu dans notre ville a
été d'environ huit heures.

C. Troisième Période.

Période de réaction consécutive.

Si par la puissance de l'art ou de la nature, on voit sur-
venir cette période de réaction, dès ce moment la circulation se ranime, le pouls reparait, la peau redevient chaude, moite, et il s'établit une transpiration très-abondante,
la sécrétion des urines se rétablit (1), la voix est plus so-
nore, le *facies* moins hideux, les yeux sont plus saillans,
les crampes, les vomissemens et les selles cessent, le malade donne alors quelque espoir, mais malheureusement il
arrive quelquefois que cette amélioration ne se maintient
pas, le corps se cadavérise de nouveau, tombe dans un état
de torpeur, et le malade meurt au moment où il semblait
être hors de danger.

Parfois les vomissemens et le dévoiement se soutiennent
durant la réaction, nous avons été appelé maintes fois dans
les environs pour des cas analogues.

Quand la période de réaction consécutive se prononce
d'une manière franche et durable, il se développe aussitôt
une fièvre qui dure deux ou trois jours, après quoi le malade entre en pleine convalescence.

La stupeur qui accompagne communément cette période
se prolonge davantage chez les personnes qui ont été sous
l'influence d'un traitement stimulant, que parmi celles dont
les moyens curatifs ont été plus simples.

(1) Il n'est pas rare de voir la sécrétion urinaire être supprimée pendant quatre à cinq jours.

IV. PRONOSTIC.

Le pronostic du choléra-morbus dépend de la marche plus ou moins rapide des symptômes, de leur gravité, et de l'époque ou de la manière dont les secours sont administrés.

Lorsque les déjections alvines deviennent sanguinolentes ou sanglantes, la mort arrive en peu de temps. Leur surabondance n'est pas toujours en rapport avec l'intensité de la maladie, puisqu'on a vu guérir plusieurs individus qui avaient eu de fréquentes évacuations, tandis que d'autres sont décédés après quelques-unes seulement.

Si les symptômes ne sont pas bien intenses, que le pouls se maintienne, que la maladie paraisse se prolonger, les chances de succès sont alors plus favorables. Nous avons donné des soins à plusieurs cholériques de ce genre qui sont tous parvenus à recouvrer leur santé primitive.

Au contraire, si les symptômes s'accroissent promptement, que l'asphyxie et la cyanose surviennent rapidement, la mort est indubitable. Néanmoins par le traitement que nous avons suivi nous avons rendu à la vie quantité de malades qui offraient l'asphyxie et la cyanose à un très-haut degré.

Quand les périodes de réaction primitive et de collapsus se confondent, le pronostic est grave. C'est ici que les efforts du médecin doivent se borner à combattre spécialement les accidens qui se déclarent pour favoriser autant que possible le développement de la réaction consécutive, il devra se méfier de cette fausse réaction caractérisée par l'absence des battemens du pouls, par une sueur froide et visqueuse, qui loin d'être salutaire prédit presque toujours une fin prochaine. C'est encore dans ce moment qu'il doit redouter la formation d'une congestion cérébrale ou pulmonaire, qui peut devenir funeste dans l'espace de très-peu de temps, si les secours de l'art ne sont pas invoqués de bonne heure.

La terreur ou l'insensibilité morale rendent le pronostic fâcheux. L'anxiété est toujours de mauvais augure. Nous nous sommes aperçu que dans les derniers momens de ces malheureux, la majeure partie se découvraient continuellement, arrachaient les cataplasmes et les sinapismes, se levaient, jusqu'à ce que la mort vint mettre fin à leur pitoyable situation.

Il est positif que les personnes qui réclament promptement les soins d'un médecin dans une attaque foudroyante du choléra, auront inévitablement d'immenses avantages sur celles qui ne font appeler qu'en dernière ressource. Le danger est bien moins à craindre dans la première période que dans les deux autres.

Il est d'observation que le traitement stimulant malheureusement trop prôné par le peuple obtient très-peu de guérison, que le débilitant suivi par un grand nombre de praticiens n'est pas applicable dans tous les cas indistinctement, notamment dans la période algide où il devient plutôt nuisible que rationel.

Les femmes enceintes qui avortent après une atteinte de choléra, ont des suites de couches redoutables. La sécrétion laiteuse chez les nourrices diminue notablement, cesse quelquefois. Nous possédons plusieurs observations de nourrices qui ont été forcées de discontinuer l'allaitement de leurs nourrissons par l'absence de lait.

IV. TRAITEMENT.

—◦◦◦—

La diversité des opinions sur la nature du choléra-morbus a exercé la plus funeste influence dans le traitement de cette terrible épidémie. Chaque médecin a vanté sa méthode, d'autres ont varié les remèdes à l'infini, croyant par leurs recherches trouver un' spécifique, mais leurs perquisitions ont été jusqu'à présent infructueuses. Pourtant il ne faut pas en inférer de là que la médecine soit totalement impuissante contre cet étrange fléau.

Nous allons décrire successivement les divers traitemens qui ont été employés par des hommes d'un mérite recommandable, nous réservant de donner notre avis sur ceux qui nous ont paru les moins efficaces dans notre ville, de passer sous silence la plupart de ceux qui peuvent obtenir des succès dans des localités différentes que celle où nous pratiquons, et nous ferons ensuite connaître le traitement que nous avons suivi et adopté.

TRAITEMENT

DE M. RÉCAMIER.

1° Affusion avec de l'eau à 16°

2° Infusion de menthe pour boisson.

3° Prendre tous les quarts d'heure une cuillerée de la potion suivante :

Eau de menthe, six onces ;
Mucilage de gomme adragante, un gros ;
Laudanum de Sydenham, un gros et demi ;
Ether sulfurique, un gros.

4° Faire des frictions avec le mélange qui suit :

Liniment volatil camphré, quatre onces ;
Laudanum de Sydenham, une once.

TRAITEMENT

DE M. MAGENDIE.

Infusion de camomille, une livre ;
Alcool, quatre onces ;
Citron, n° 1.

Pour boisson dans la période algide, dès que la réaction était établie, il appliquait des sangsues ou la glace sur la tête.

TRAITEMENT

DE M. HONORÉ.

1° Frictions avec :

Alcool camphré, deux onces ;
Teinture de cantharides, un gros et demi.

2° De demi-heure en demi-heure un quart du lavement ci-après : .

Eau de riz, une pinte ;
Extrait de ratanhia, deux gros ;
Laudanum de Sydenham, quarante gouttes ;
Ether sulfurique, une once.

3° Chaque demi-heure une cuillerée de vin de Malaga.
4° Potion anti-émétique de Dehaen avec addition de :

Laudanum de Sydenham, vingt gouttes ;
Liqueur anodine d'Hoffmann, un demi gros.

5° Vésicatoire au dos.
6° La nuit, une cuillerée toutes les heures de :

Vin de malaga, une once et demie ;
Sirop de diacode, une once.

TRAITEMENT

DE DUPUYTREN.

1° Ventouse scarifiée à l'épigastre.
2° Frictions avec de la flanelle.

3° De deux en deux heures une tasse de décoction de pavots.

4° D'heure en heure une cuillerée de ce qui suit :

Eau de menthe légère , huit onces ;
Sous acétate de plomb , cinquante gouttes ;
Sirop de sucre , une once.

5° De trois en trois heures , un demi lavement avec la décoction de pavots.

TRAITEMENT

DE M. SANSON.

1° Pédiluve sinapisé.

2° D'heure en heure une cuillerée de la potion suivante :

Julep diacodé , quatre onces ;
Sulfate d'alumine , un gros.

3° Un lavement matin et soir avec :

Décoction de pavots , quatre onces ;
Sulfate d'alumine , un gros et demi.

4° Eau de riz pour boisson.

TRAITEMENT

DE M. PETIT.

1° Boire en quantité de l'infusion de mélisse et de menthe chaude.

2° De demi-heure en demi-heure , une cuillerée de la potion qui suit :

Eau distillée de tilleul ,

. . . . . . de mélisse , } â à deux onces ;

. . . . . . de menthe ,

Laudanum de Sydenham , vingt gouttes.

3° Frictionner tous les quarts d'heure avec le liniment suivant :

Huile de camomille camphrée , deux onces ;
Laudanum de Sydenham , un gros ;
Ammoniaque liquide , un gros.

4° Etendre sur le rachis un morceau de flanelle imbibée de :

Essence de térebenthine , une once ;
Ammoniaque liquide , un gros.

Couvrez cette flanelle de linges imbibés d'eau , et passez-y à différentes reprises un fer à repasser bien chaud. Renouvelez cette opération plusieurs fois dans la journée.

TRAITEMENT

DE M. GENDRIN.

1° Un demi-verre d'infusion de tilleul chaude avec addition d'une cuillerée de la potion suivante :

Eau de cannelle orgée , quatre onces ;
Acétate d'ammoniaque , une once ;
Extrait d'opium , douze grains ;
Sirop , q. s.

2° Des frictions avec le baume de Fioraventi.

M. Bally a employé successivement la saignée, l'eau à la glace, l'opium, le sulfate de quinine, l'huile de croton

tiglium, le galvanisme. M. Alibert préconise l'ipecacua-
nha ; M. le Baron Larrey, les ventouses ; M. Broussais,
les sangsues, la glace, etc. il est inutile de dire que tous
ces praticiens employaient en même temps les moyens ex-
térieurs pour réchauffer les malades, tels que les couver-
tures de laine, les bains de vapeurs, des bouteilles rem-
plies d'eau chaude, des sacs pleins de sable, de son
chaud, etc. enfin le moxa, l'électricité, le magnétisme,
l'inspiration de l'oxigène, et tous les moyens possibles ont
été essayés infructueusement. Attendu que le choléra porte
une atteinte à l'économie tellement grave, que quelque
traitement qu'on ait suivi, la mortalité a sans cesse sur-
passé le nombre de guérisons. Il est certain que toutes les
méthodes ont obtenu du succès, mais nous avons trouvé une
telle amélioration dans celle que nous nous sommes don-
née, que nous avons cru utile dans l'intérêt de l'humanité
de la livrer à la presse.

D'abord les saignées ont été généralement nuisibles dans
la période algide, sans doute parce que dans cette période
le système nerveux est porté à un si haut degré de perver-
sion, qu'il anéantit les forces vitales à tel point que les
saignées en exaspérant cet état d'accablement, enlèvent à
la nature la puissance d'opérer une bonne réaction consécutive. Quelque raison qu'on allègue en faveur des émissions sanguines, nous répondrons que les faits sont là pour
confirmer la preuve de ce que nous avançons.

Pour le même motif nous proscrivons dans la même période les sangsues et les ventouses, quoique moins débi-
litantes.

Il n'en est pas ainsi dans les périodes de réaction, les
évacuations sanguines peuvent ici, en diminuant les congestions viscérales, faciliter les organes à reprendre pro-
gressivement leurs fonctions ordinaires. Seulement nous
croyons que le point capital est que dans la période de réaction primitive les saignées ne doivent pas être trop abon-

dantes, et que dans la période de réaction consécutive elles doivent être encore plus modérées , pour ne pas ôter à l'organisme la force de franchir le danger.

On peut facilement se convaincre de la véracité de ces opinions en consultant l'expérience. Et certes , ne voit-on pas maintenant la pluralité des médecins se désabuser des saignées dans la période de collapsus. M. Broussais (₁) , dit que pour que la saignée soit utile , il faut prendre la maladie dans la période du début.

Les frictions avec les linimens ont l'inconvénient selon nous d'empêcher le corps de se réchauffer à cause de l'humidité qu'elles entretiennent , et la nécessité qu'elles exigent de découvrir les malades pour les pratiquer. La causticité de quelques-unes , selon M. le Baron Larrey (₂) , augmente le spasme et la névrose.

La manière de faire boire les malades dans le choléra est si informe que nous avons cru indispensable d'exposer les diverses opinions que les praticiens ont émises à ce sujet. Les uns font boire abondamment et à grands traits , d'autres font boire chaud , d'autres froid , et quelques-uns ont même retranché toute espèce de boisson. M. Broussais (₃) , dit encore : « J'ai prescrit les boissons froides , » les malades ont bu de l'eau froide en quantité prodi- » gieuse, mais plus ils buvaient, plus ils vomissaient. » Voici la méthode qu'il dit lui avoir procuré les meilleurs résultats. « Lorsque les malades ont des évacuations co- » pieuses, je ne leur donne que de la glace à manger , en » leur enjoignant le plus possible de ne pas boire. » M. de Mars (₄) est allé plus loin ; il a dit : « Dans le choléra , » boire est mortel. » Que conclure de ces différentes mé-

(1) Choléra épidémique , pag. 119.

(2) Notice sur le choléra , pag. 9.

(3) Choléra épidémique , pag. 112.

(4) Journal des connaissances médico-chirurgicales , novembre 1833. pag. 92.

thodes, laquelle doit-on adopter. Nous ne dissimulerons pas que nous les avons vues toutes échouer, même celle de M. Broussais.

Nous avons déjà dit que la méthode stimulante comptait très-peu de succès, nous en imputons la cause à la grande excitation qu'elle produit sur tout le système nerveux, qui n'est que trop surexcité par l'effet de la maladie.

Il ne nous reste maintenant pour remplir la tâche que nous nous sommes imposée, à faire connaître le traitement que nous avons employé.

Ce traitement, nous le croyons basé sur la nature de la maladie, car si dans le choléra comme nous l'avons admis, le système nerveux se trouve principalement et primitive- ment impressionné, il doit en résulter nécessairement qu'une médication qui a pour effet de modifier l'innerva- tion, doit apporter les plus heureux changemens dans la marche de la maladie. Or, plusieurs médecins qui ont prescrit le laudanum et l'opium, auraient obtenu des résul- tats satisfaisans, s'ils n'avaient pas employé de concert les évacuations sanguines qui sont meurtrières dans bien des cas.

I. Dans la période de réaction primitive, lorsque les malades n'étaient atteints que de ce qu'on nomme dans le monde cholérine, nous nous sommes borné purement à la méthode anti-phlogistique, c'est-à-dire, application de 15 à 20 sangsues à l'épigastre ou au fondement, cataplasmes et lavemens émolliens, tisane de riz gommée, etc. si la fièvre et la céphalalgie étaient violentes, nous pratiquions une petite saignée du bras, mais si les évacuations alvines devenaient copieuses et que le pouls perdit de sa force, nous étions très-réservé sur les émissions sanguines, qui n'auraient pas manqué d'augmenter la prostration. Nous prescrivions alors de trois en trois heures des quarts de lavement avec la décoction suivante :

Graines de lin , ⎤
Amidon , ⎦ â â une pincée ;

Tête de pavot , n° 1.

Si la diarrhée persistait nonobstant ces lavemens , nous mettions dans chaque quart de lavement , au lieu de la tête de pavot, dix gouttes de laudanum de Sydenham , et nous ordonnions de prendre toutes les demi- heures une cuillerée du julep qui suit :

Eau distillée , cinq onces ;
Eau de fleurs d'oranges , un gros ;
Laudanum de Sydenham , trente gouttes ;
Sirop , q. s.

Nous combattions les vomissemens en faisant prendre de demi-heure en demi-heure une cuillerée du julep ci-après :

Eau distillée , cinq onces ;
Eau de fleurs d'oranges , un gros ;
Sirop d'acétate de morphine , une once.

II. Dans la période algide , nous commencions par entourer le malade avec des bouteilles de grès pleines d'eau bouillante , ensuite nous faisions frictionner les extrémités avec des linges secs bien chaud , ou avec la main nue. « Cette main, dit M. le Baron Larrey (1) , ajoute une pro- » priété magnétique qui agit essentiellement sur le système » nerveux. » Toutes les demi-heure une friction était faite sur le creux de l'estomac avec une cuillerée a café de lau- danum de Sydenham , et recouverte immédiatement d'un cataplasme de farine de lin. De demi-heure en demi-heure nous donnions un quart de grain d'acétate de morphine dissout dans une cuillerée d'infusion froide de tilleul , et toutes les deux minutes une cuillerée d'une légère infusion froide de thé , ou de mélisse , tilleul , violette , etc. jusqu'à

(1) Notice sur le choléra, pag. 8.

ce que les crampes, les vomissemens et la diarrhée fussent modérés, ou que la réaction consécutive se fût prononcée.

Nous ajoutions à cela lorsque les déjections étaient trop fréquentes, les quarts de lavement mentionnés ci-contre en portant la dose de laudanum à trente gouttes pour chaque lavement.

III. Dès que la réaction consécutive se déclarait, nous cherchions à nous prémunir contre les congestions viscérales, en promenant sur les extrémités supérieures et inférieures des cataplasmes sinapisés, et en appliquant sur la tête des compresses trempées dans de l'oxicrat froid, si le cerveau paraissait le plus congestionné.

Tel est le traitement que nous avons constamment employé, puisse-t-il être aussi fructueux à ceux qui lui accorderont quelque confiance, qu'il nous l'a été dans notre pratique.

Nous pouvons affirmer sans crainte d'être démenti, de n'avoir perdu dans la période algide qu'un cinquième des cholériques soumis à ce traitement. Dans la période de réaction primitive, les résultats nous ont été bien plus avantageux, nous avons sauvé presque tous nos malades, excepté quelques vieillards accablés par le poids des années.

On nous objectera sans doute, 1° que l'acétate de morphine peut produire quelquefois trop de narcotisme. 2° Que les émissions sanguines sont nécessaires dans la période de réaction consécutive, pour prévenir et combattre les congestions.

Nous répondrons à la première objection, que nous n'avons jamais été contraint de pousser l'acétate de morphine au delà d'un grain et demi à deux grains, pour enrayer la marche de la maladie. Le narcotisme (1) qu'il produisait était si léger, qu'il se dissipait sans secours dans très-peu

_____

(1) Nous avons souvent observé que le narcotisme était nul.

de temps. D'ailleurs le médecin doit en surveiller attentivement les effets, pour le suspendre ou le continuer selon l'occurrence, vu qu'il est peu de maladie qui exigent autant de précautions et de soins que le choléra-morbus.

A la seconde objection, nous répondrons que les évacuations sanguines dans la troisième période, ne peuvent être qu'impuissantes quand la congestion est violente, inutiles lorsqu'elle est légère (1), et nuisibles chez les personnes délicates, maigres, et chez celles dont la période algide a été longue. Nous n'avons vu aucun individu survivre aux évacuations sanguines. Malgré ces revers nous sommes loin de croire qu'elles doivent être proscrites dans tous les cas, mais nous ne les croyons applicables que chez les sujets d'une forte complexion, encore les voit-on souvent échouer.

Nous terminerons les réflexions que nous avions à faire sur le traitement du choléra-morbus, par un exposé succinct des moyens à employer avant l'arrivée du médecin.

Les mauvais procédés mis en usage par la généralité du vulgaire, tel que l'emploi de l'alcool, du punch, du rhum, du vin chaud, et autres boissons incendiaires, nous y ont engagé. Si au lieu de recourir à ces liqueurs qui ne font qu'exaspérer la maladie au lieu de l'amoindrir, on venait réclamer plus promptement les secours d'un homme de l'art, on verrait inévitablement plus de réussite.

Il est donc de la plus haute importance que chaque fois qu'un individu est frappé soudainement du choléra, il soit déshabillé et placé aussitôt dans un lit qu'on aura préalablement bassiné, ensuite on le couvrira assez pour provoquer autant que possible la transpiration, en ayant soin de poser au plus vite sans trop le découvrir des linges bien chauds sur le creux de l'estomac, les membres supérieurs et inférieurs et de les renouveler fréquemment. On enve-

(1) Nous avons remarqué que la congestion légère se dissipait toujours d'elle-même.

loppera les pieds et les mains avec de la flanelle très-chaude.

Dans ce moment pour exciter la sueur, il est urgent de donner à boire quelques tasses d'infusion chaude de thé, ou de tilleul. En même temps que l'on prodigue ces secours, on invitera le médecin à se rendre sans délai auprès du malade pour diriger le reste du traitement.

V. CONVALESCENCE.

Il est notoire que l'altération portée à tous les organes par le choléra-morbus est si profonde, que la convalescence est ordinairement longue et difficile. La plus légère imprudence suffit pour déterminer une recrudescence ou une fièvre typhoïde presqu'aussi périlleuse que le choléra.

On ne doit pas permettre prématurément l'usage des alimens, parce que la diarrhée et les vomissemens en sont les conséquences. Nous avons été appelé plusieurs fois dans des villages circonvoisins pour des cholériques convalescens depuis quelques jours, qui avaient de fréquentes déjections, vomissaient les alimens qu'on leur donnait, et auraient immanquablement rechûté s'ils avaient continué ce régime. Nous remédiâmes à ces accidens par l'emploi du julep morphiné, des lavemens calmans, et par la suspension totale de toute espèce de nourriture. Nous avons vu même dans notre ville des rechûtes se déclarer, le malade se cadavériser, et mourir en quelques heures, pour s'être gorgé d'alimens à notre insu.

Le médecin doit donc être d'une très-grande circonspection dans la manière de conduire le régime pendant la convalescence des cholériques. La réconciliation des voies digestives avec les substances alimentaires est si difficile, que le moindre écart en ce genre a constamment prolongé cette convalescence devenue dangereuse. Aussi nous engageons les praticiens à être très-réservés dans l'administration des alimens, de ne les tolérer que quand l'estomac sera apte à les digérer, et de passer successivement des crêmes ou purées maigres, aux légers potages, aux fruits cuits, aux œufs frais, aux viandes blanches, pour arriver graduellement au régime habituel de chaque individu.

VI. PRÉSERVATIF.

Comme il est généralement connu qu'il n'existe jusqu'à ce jour, contre le choléra-morbus, aucun préservatif, nous aurions pu nous passer d'en parler, mais la majorité de nos concitoyens s'étant laissé bercer par les belles annonces mises en circulation par le charlatanisme, qui cherche sans cesse à exploiter la crédulité répandue dans diverses classes de la société, nous sentons l'obligation de faire connaître leurs inconvéniens, afin de détruire ces fausses idées.

Pendant toute la durée de l'épidémie dans notre ville, le vinaigre des quatre voleurs, le camphre, le chlorure de chaud, certaines essences, etc. étaient regardés comme des garanties certaines, mais tous ces prétendus préservatifs ont l'inconvénient d'occasionner chez les personnes inaccoutumées à leurs odeurs, des névroses, des éblouissemens, des vertiges, de la céphalalgie, des irritations de poitrine, etc. en un mot, leur but exclusif est de détériorer la santé, en surexcitant la plupart de nos organes. Nous avons été témoin plusieurs fois de l'insuffisance de toutes ces drogues chez certains enthousiastes, qui ont été victimes du fléau.

Si jamais le choléra-morbus vient à éclater de nouveau dans nos murs, nous conseillons uniquement pour s'en préserver, d'éviter toutes les causes que nous avons dit pouvoir le produire, et rien de plus.

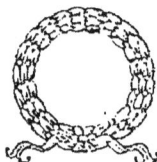

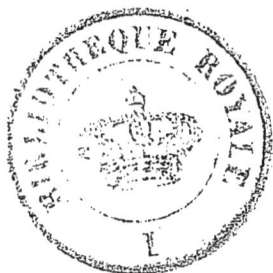
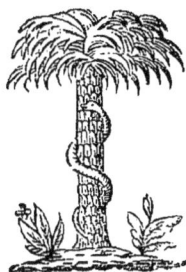